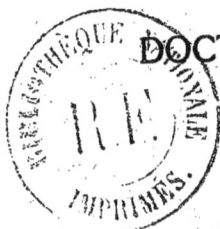

DOCTEUR J. THOMAS

DE LA THÉRAPEUTIQUE
DES AFFECTIONS CANCÉREUSES
PAR LES AGENTS PHYSIQUES

RAPPORT LU AU VIIIe CONGRÈS INTERNATIONAL
D'HYDROLOGIE, CLIMATOLOGIE, GÉOLOGIE
ET THÉRAPIE
PAR LES AGENTS PHYSIQUES

(Alger, 4-10 Avril 1909.)

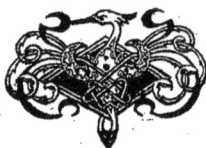

CHATEAU-THIERRY

IMPRIMERIE MODERNE

H. BOUCHARDEAU, DIRECTEUR

—

1909

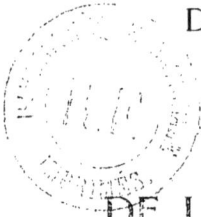

DOCTEUR J. THOMAS

DE LA THÉRAPEUTIQUE
DES AFFECTIONS CANCÉREUSES
PAR LES AGENTS PHYSIQUES

RAPPORT LU AU VIIIᵉ CONGRÈS INTERNATIONAL
D'HYDROLOGIE, CLIMATOLOGIE, GÉOLOGIE
ET THÉRAPIE
PAR LES AGENTS PHYSIQUES

(Alger, 4-10 Avril 1909.)

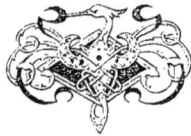

CHATEAU-THIERRY

IMPRIMERIE MODERNE

H. BOUCHARDEAU, DIRECTEUR

1909

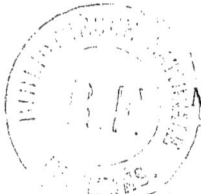

MESSIEURS,

Mon intention n'est nullement de passer successivement en revue devant vous, le nombre très élevé d'agents physiques qui ont été, tour à tour, préconisés dans le traitement du cancer. Je laisserai, par conséquent, de côté, les premières méthodes en date, telles que la congélation d'Howitz, l'air liquide de Trimble, l'ion zinc de Leduc, la cautérisation ignée, l'air surchauffé, l'ozone et les rayons X et j'arriverai de suite aux deux dernières méthodes qui, plus près de nous, ont eu un certain retentissement. Je veux nommer la radiumthérapie, d'abord, la fulguration, ensuite.

I. — RADIUMTHÉRAPIE

Après une période de tâtonnements, avec des résultats divers obtenus par les premiers expérimentateurs (Gussenbauer, Exner, Williams, Davidson, Béclère, Darier, Bergonié, etc.) la question du traitement des affections cancéreuses par le radium semble avoir obtenu, dans ces derniers temps, un regain d'actualité. Les résultats évidemment très intéressants obtenus par Wickam et Dominici ont attiré l'attention du public médical et nous devons savoir gré, en particulier, à ce dernier auteur, d'avoir nettement précisé le principe, les indications, la technique de ce mode de traitement. On trouvera dans le *Bulletin de l'Association française pour l'Etude du Cancer* (Décembre 1908) tous les renseignements ayant trait à ce sujet.

Dominici désigne sous le nom de rayons ultra-pénétrants, ceux qui franchissent des lames de plomb de 5 dixièmes de millimètre à plusieurs millimètres d'épaisseur, (2 millimètres et demi à 3 millimètres). Les rayons ultra-pénétrants sont essentiellement des rayons γ, accompagnés d'une minime quantité de β, capables de traverser les écrans métalliques où s'amortissent les rayons infra-pénétrants, représentés par une partie des γ, la presque totalité des β, la totalité des α.

Ces rayons ultra-pénétrants diffèrent par leur puissance de pénétration, non-seulement des autres rayons du radium, mais encore de l'immense majorité des rayons X provenant de l'ampoule de Crookes fonctionnant dans les conditions ordinaires de l'application thérapeutique. Ce fait est digne d'être noté, puisque le rayonnement ultra-pénétrant est essentiellement composé de γ, qui sont assimilés aux rayons X. Or, en fait, cette homologie n'existe pas, puisque les ultra-pénétrants sont des rayons qui traversent les écrans métalliques par lesquels les rayons X sont absorbés presque en totalité. En définitive, la méthode du rayonnement ultra-pénétrant consiste à arrêter les rayons α, l'immense majorité des β et la fraction des γ correspondant aux rayons ordinaires, de manière à ne réserver que des γ et des β doués d'une extraordinaire puissance de pénétration.

Dominici a songé à utiliser ces rayons ultra-pénétrants, parceque, d'une part, ils sont beaucoup moins irritants et beaucoup moins altérants pour les tissus normaux que les rayons infra-pénétrants et que, d'autre part, ils manifestent des propriétés curatives plus marquées que celles de ces derniers rayons à l'égard de certains processus morbides, et en particulier, les néoplasies malignes.

Je n'insisterai pas ici sur la technique particulière utilisée par l'auteur et je passerai immédiatement aux résultats obtenus par la radiumthérapie dans le traitement des cancers épithéliaux et des tumeurs malignes de nature conjonctive.

Dans les cancers épithéliaux, la manipulation des appareils fournissant le rayonnement ultra-pénétrant s'exécute, soit, en plaçant les appareils à la surface des tumeurs ou dans leurs anfractuosités, soit, en les introduisant à l'intérieur des néoplasmes par une opération chirurgicale. Les appareils restent en place pendant un temps variant de 24 à 120 heures et plus, pour une seule série d'applications. Celles-ci sont continues ou discontinues, et, dans ce dernier cas, diurnes ou nocturnes.

Le traitement peut être, soit unisérié, c'est-à-dire que les tumeurs reçoivent d'emblée la somme de rayonnement nécessaire à en déterminer la régression, soit multisérié, c'est-à-dire que le traitement est suspendu et repris après un laps de temps variant de trois à quatre semaines.

La durée des applications, leur reprise, l'intensité du rayonnement varient avec l'étendue du cancer, sa masse et surtout sa résistance spécifique à la radiumthérapie.

Si la superficie de la tumeur est plus grande que celle des appareils dont on dispose, on la traite zône par zône. Si la régression commencée s'arrête, après s'être manifestée, on reprend naturellement le traitement et, au besoin, on augmente l'intensité du rayonnement et la durée de l'application. Enfin, si un cancer se montre rebelle à la radiumthérapie, il ne faut nullement le considérer comme réfractaire au traitement : pour le guérir, il suffit parfois d'augmenter l'intensité du rayonnement ultra-pénétrant.

Dominici a obtenu la régression de cancers qui paraissaient réfractaires, en les soumettant au rayonnement d'un appareil puissant, composé d'une ampoule de verre contenant neuf centigrammes de bromure de radium, engaîné dans un étui d'argent de 1 millimètre d'épaisseur et fournissant un rayonnement ultra-pénétrant d'intensité 17000 (mesurée en rayons γ).

Les effets thérapeutiques obtenus sont, dans les cas favorables, antinéoplasiques ou paranéoplasiques.

Les névralgies profondes s'atténuent graduellement : la gangrène et l'inflammation surajoutées à la néoplasie épithéliomateuse s'arrêtent ; enfin, le processus de tumeur est lui-même attaqué dans son principe. Des éléments épithéliomateux régressent, puis disparaissent : en même temps, les tissus qui étaient normaux ou simplement enflammés se dégagent de la masse cancéreuse et concourent à la restauration morphologique des organes que suit une cicatrisation parfaite.

Je ne m'étendrai pas sur les différents cas rapportés par Dominici dans son mémoire. Je signalerai seulement : des cancers de la peau (service du Dr Brocq, à l'hôpital Saint-Louis) ; un cancer du nez (service du Dr Thibierge, à l'hôpital Saint-Louis) ; une tumeur de la verge. Il y a lieu de remarquer que les cancers cutanés avaient récidivé maintes fois au curettage, à l'action des caustiques, à l'ignipuncture : c'était aussi des tumeurs nécessitant, en raison de leur siège, le sacrifice d'un organe, comme le nez, par exemple, ou qui offraient, par leur étendue ou leur profondeur, des difficultés opératoires considérables.

Dans les cancers des lèvres et de la bouche, considérés, ainsi qu'on le sait, comme des « *noli me tangere* », non-seulement pour la radiothérapie, mais aussi pour la radiumthérapie ordinaire (Leredde), par le seul fait que l'action curative du traitement est inférieure à l'action irritante, la méthode du rayonnement ultra-pénétrant a permis, dans certains cas, d'en déterminer la régression. (Epithélioma superficiel de la muqueuse de la lèvre inférieure, durant depuis quatre ans ; — Cancroïde typique développé à la face postérieure de la lèvre inférieure, sur une plaque de leucoplasie ; — Epithélioma récidivé sur la portion muqueuse de la lèvre inférieure ; — Epithélioma bourgeonnant à marche rapide, développé sur la muqueuse et à la commissure gauche de la lèvre inférieure.)

Lorsque le cancer a franchi la muqueuse linguale pour pénétrer dans le tissu musculaire, la radiumthérapie est, soit inutile, soit simplement capable de provoquer une certaine amélioration de la maladie. Dans ce dernier cas, se produisent une diminution de la douleur, l'assouplissement de la langue, quelquefois une réduction du volume total du néoplasme ; mais jamais, au dire même de Dominici, les épithéliomes profondément infiltrants de l'organe n'ont été guéris par le rayonnement.

Les épithéliomes glandulaires sont aussi justiciables du traitement.

Dans les cancers de l'utérus, on obtient environ une fois sur quatre, une diminution graduelle des hémorrhagies et de l'écoulement purulent, la disparition de l'odeur fétide des pertes, la régression des bourgeons cancéreux exubérants et enfin, une mobilisation de l'utérus due à la disparition de l'inflammation périnéoplasique.

Dans le cancer du sein, le rayonnement du radium a, pour premier effet, de diminuer les douleurs névralgiques et d'assainir les surfaces suintantes des tumeurs ulcérées : mais il semble, en outre, que son action puisse être curative, tout au moins vis-à-vis des tumeurs difficilement opérables, les squirrhes, en particulier. C'est ce qui résulte de l'étude de deux cas de squirrhes, l'un, non ulcéré, l'autre, ulcéré, traités par la méthode, dans le service du Professeur Albert Robin, à l'Hôpital Beaujon.

Enfin, Dominici a obtenu également de bons résultats dans le traitement des tumeurs malignes de nature conjonctive. Parmi celles-ci, il faut signaler un cas de lymphadénome de la parotide et un autre cas de sarcome embryonnaire à la fois plasmodial et globo-cellulaire de la muqueuse du maxillaire supérieur, ayant cédé, avec une extrême rapidité, au rayonnement ultra-pénétrant.

Il semble donc, d'après le rapide aperçu que je viens d'exposer, que l'utilisation exclusive des rayons les plus pénétrants du radium, soit la méthode qui, par excellence, mette en usage la spécificité foncière du rayonnement, c'est-à-dire sa pénétrabilité.

II. — FULGURATION

Depuis de longues années déjà, on a songé à utiliser les étincelles de haute fréquence dans le traitement de certaines affections. Mais les premières applications de semblables agents physiques au traitement des affections cancéreuses remontent réellement à 1900 et sont dues à Rivière.

Depuis les communications de cet auteur, en effet, sur l'action des courants de haute fréquence et des effluves du résonnateur Oudin sur certaines tumeurs malignes, communications faites au premier Congrès international d'Electrologie et de Radiologie médicales, tenu à Paris, en Juillet 1900, et celles de Keating-Hart, au Congrès de Milan, en Septembre 1906 on a beaucoup discuté sur le traitement du cancer par la haute fréquence. Il est cependant juste de faire remarquer que le travail de Rivière, d'après les dates que je viens de citer, est antérieur de six ans à celui de de Keating-Hart et, d'autre part, que le nom de « fulguration » donné à cette dernière méthode par le Professeur Pozzi, ne constitue pas, au sens propre du mot, un mode de traitement nouveau et peut créer ainsi une équivoque fâcheuse.

En 1900, Rivière concluait, dans son rapport, de la façon suivante : « Il résulte, dit-il, que les courants de haute fréquence semblent guérir les épithéliomas de la face et exercer, dans certains cas, une influence heureuse sur l'évolution de certaines tumeurs malignes.

« Ils produisent d'abord une action thermo-électro-chimique, qui a pour effet d'éliminer les tissus néoplasiques et, si l'on admet la théorie parasitaire, de détruire les micro-organismes et leurs toxines : et, en second lieu, une action trophoneurotique curative, qui ramène les processus vitaux à la normale.

« Il ne saurait être question d'employer l'action thermo-électro-chimique pour éliminer de grosses tumeurs, pour lesquelles l'ablation reste le procédé d'élection : mais, à ce traitement mécanique devrait succéder le traitement préventif et curatif de la récidive.

« Les courants de haute fréquence et, en particulier, les effluves monopolaires du résonnateur Oudin, semblent exercer cette action, en modifiant la vitalité des nouvelles régions contaminées par la brèche opératoire, après les avoir désinfectées et drainées. Ce mode spécial d'application de l'électricité paraît être actuellement un des seuls moyens thérapeutiques à tenter dans les cas de tumeurs inopérables. »

Ainsi donc, dès 1900, Rivière avait établi que toute opération de tumeurs malignes devait être *immédiatement* suivie d'applications d'étincelles et d'effluves de haute fréquence, pour éviter la contamination dans la brèche opératoire et pour prévenir la récidive. Il avait montré l'action cytolytique de l'étincelle sur la cellule néoplasique et remarqué que les tissus sains étaient respectés.

En 1903, dans une communication à l'Académie de Médecine ainsi que dans d'autres publications, Rivière a indiqué qu'il alliait l'action des rayons X à celle des effluves de haute fréquence.

Bordier (de Lyon) a signalé dans un article paru dans la *Semaine Médicale*, en 1904, les bons effets produits par les étincelles de haute fréquence dans le traitement des épithéliomas cutanés. Dans trois cas (Epithélioma papillaire de la jambe et deux Epithéliomas perlés du nez), il avait obtenu la guérison en deux ou trois séances. Ce traitement offrait donc l'avantage d'une efficacité manifeste, de n'exiger que des séances ne dépassant pas une minute et d'être à peu près indolore.

J'arrive à la méthode de de Keating-Hart.

Cet auteur a recours, lui aussi, à l'étincelle de haute fréquence dans le traitement du cancer. « Mais, dit-il, par la qualité du mal que j'attaque, comme par la dose et la durée des applications, par le but que je recherche, comme par les résultats que j'obtiens, ma thérapeutique diffère essentiellement de celle de mes devanciers.

« Le but que je poursuis est, non seulement l'escharrification d'une part, plus ou moins profonde du tissu malsain mais sa sidération, et la dose nécessaire pour y parvenir est telle que, seule, l'anesthésie générale permet au malade de la supporter. C'est, selon le cas, pendant vingt, trente, quarante minutes et davantage que je fais tomber sur les masses néoplasiques, des étincelles, non point de quelques millimètres, mais de plusieurs centimètres, produites par des appareils puissants et un interrupteur de grande vitesse. »

Cette méthode est mixte, en ce sens qu'elle nécessite la collaboration du chirurgien et de l'électricien. Elle comprend, en premier lieu, un acte chirurgical d'exérèse, se pratiquant sous le chloroforme, et dont le minimum nécessaire est l'ablation complète des lésions macroscopiques et, en second lieu, un acte électrique ou fulguration.

Je n'insisterai pas sur l'acte de la fulguration en lui-même. Un point spécial consiste dans l'addition d'un tube isolant, dans lequel est logé l'électrode métallique et où on fait circuler, de façon continue, un courant d'air froid ou de gaz inerte, filtré et stérilisé. Ce soufflage d'air serait, d'ailleurs, pour Rivière, parfaitement inutile, pour la seule raison que la brûlure produite par l'étincelle se fait à son contact avec les tissus : de plus, l'électrode est défectueux, parce qu'il est traversé, dans toute sa longueur, par la tige conductrice du courant, ce qui provoque des courts circuits dans la main de l'opérateur.

Le chirurgien tient écartées, au moyen de pinces, les deux lèvres de la plaie et l'électricien promène les étincelles sur toute la surface à nu, dans les recoins les plus éloignés, sur la peau d'alentour. Il n'existe pas d'appareil permettant de régler, de façon précise, la fréquence, l'intensité, la tension du courant. Ce n'est donc que par tâtonnement que l'électricien dosera la longueur d'étincelle et le temps nécessaire pour amener la destruction des tissus morbides, sans compromettre la vitalité des tissus circumvoisins.

Une fois l'étincelage achevé, le chirurgien termine l'opération. Les mains sont désinfectées à nouveau et les instruments ayant servi à l'ablation des masses cancéreuses sont laissés de côté. Il essaie de réparer de son mieux les brèches produites, mais a le soin de laisser un large drainage permettant l'écoulement des liquides.

Tels sont, en quelques mots, les principes de la méthode.

Quels sont les phénomènes observés à la suite de la fulguration ?

A. — D'abord, les *phénomènes immédiats.*

Ce sont :

1º *Des effets hémostatiques,* d'une constance absolue, pourrait-on dire. Quelques minutes suffisent, en effet, pour que le suintement en nappe se tarisse, le plus souvent de façon définitive, au point que de Keating-Hart et Juge ont abandonné systématiquement le tamponnement des utérus évidés et la compression des larges surfaces cruentées de la face.

2º *Des effets analgésiques.* L'atténuation marquée, le plus souvent même la disparition complète des douleurs constituent un des effets les plus manifestes de la méthode et qui, contrairement à ceux obtenus par l'administration d'un médicament hypnotique ou par l'application du souffle statique sur un foyer névralgique, semble avoir pour caractère d'être durable.

B. — En second lieu, *effets consécutifs.*

Il se produit, quelques heures après la fulguration, un écoulement séreux, une lymphorrhée d'une telle abondance que le pansement en est tout inondé. Cet écoulement peut s'arrêter en 48 heures : d'autres fois, au contraire, il peut se continuer pendant près d'une semaine. Il varie selon le potentiel électrique, la durée d'application de l'étincelle, la région opérée, etc.... C'est ainsi qu'il semblerait être moins important après la fulguration des cancers osseux qu'après celle des cancers du sein, de l'aisselle, de la face, etc....

Un semblable liquide, riche en polynucléaires, parait jouir de propriétés toxiques et vraisemblablement cytolytiques. Aussi, conçoit-on aisément de quelle importance est le drainage des plaies fulgurées. Incomplètement drainé, en effet, ce liquide, retenu à la surface et dans les profondeurs de la plaie, amène des phénomènes graves d'intoxication pouvant entraîner la mort. En outre, ainsi que le fait remarquer fort judicieusement Fredet, il conviendrait de démêler ce qui revient, dans de semblables accidents, à la toxicité spécifique de la sérosité exsudée (produits d'autolyse) ou à l'infection.

Il faut remarquer, d'ailleurs, que les différents expérimentateurs ne sont point d'accord sur cette question si importante de la lymphorrhée. C'est ainsi que Faure dit ne pas l'avoir observée et admet, avec le professeur Quénu, qu'elle a sa cause dans des infections opératoires. Le professeur Segond croit avoir constaté qu'elle se rencontre principalement chez les sujets gras et qu'elle fait défaut chez les individus maigres.

Quoi qu'il en soit, et bien que l'accord ne soit pas fait sur ce sujet, il paraît logique d'admettre que l'abondance de l'écoulement soit un bon élément de pronostic et que son absence doive être considérée comme de mauvais augure. Il en est, d'ailleurs, de même dans presque toutes les méthodes employées. On connaît les énormes exsudations se produisant après les cautérisations arsenicales et il y a longtemps que Leredde avait signalé ce fait dans les cas de cancers soumis à l'action des rayons X. J'ai eu l'occasion de constater le même phénomène dans le traitement des tumeurs cancéreuses, non plus par les agents physiques, mais par la sérothérapie.

L'*escharre*, qui apparaît, en général, 48 heures après l'opération, tombe de 10 à 15 jours plus tard : elle est, somme toute, fonction du manuel opératoire, car son importance varie avec le potentiel électrique, l'intensité et la durée de l'étincellage.

Une fois la chute de l'escharre, apparaissent les *bourgeons charnus*, dont l'activité est telle qu'en un laps de temps très bref, ils peuvent combler de vastes pertes de substance. On constate, en même temps, une rétraction centripète des bords de la plaie, si bien que les larges surfaces cancéreuses primi-

tives sont remplacées, non par un placard fragile, mais par
des bandes ou nodules de tissu fibreux, incomparablement
plus petit que la perte de substance qu'ils ont recouverte.

Tels sont les phénomènes immédiats et consécutifs que les
auteurs de la méthode ont décrits comme apparaissant sous
l'influence de la fulguration.

Il était intéressant de rechercher quels effets produisait
l'étincelle, lorsqu'on la faisait agir sur les tissus sains.

Bergonié et Tribondeau, dans une remarquable étude sur
l'action de cette étincelle sur le foie du lapin, ont constaté
qu'elle n'agissait pas en vertu de propriétés particulières et
que la destruction et la réparation du tissu hépatique s'effec-
tuaient de façon identique, qu'elles aient lieu, soit après la
fulguration, soit avec l'électrolyse monopolaire, soit après
cautérisation au thermo-cautère, soit après l'écrasement et le
broiement avec une pince à forcipressure. Le processus ne
diffère donc en rien des autres processus connus.

L'action destructive s'exerce à une faible profondeur. Kurt-
Schulze a signalé au XXXVIIIe Congrès de Médecine alle-
mande, de Berlin (avril 1908), les résultats de ses recherches.
Cet auteur, en examinant au microscope, les tumeurs traitées,
a constaté que la fulguration provoque une hyperhémie con-
sidérable, laquelle ne s'étend qu'à une profondeur de 1 à
2 centimètres. Passé cette zône, les étincelles de haute fréquence, eûssent-elles une durée d'application de plusieurs
heures, ne déterminent aucun changement appréciable. Pour
d'autres auteurs, la profondeur des effets de l'étincelle est
même moindre : c'est ainsi que Nobele et Tytgat l'évaluent à
cinq millimètres, Mauté, à moins de deux millimètres.

« La fulguration, disent Bergonié et Tribondeau, détruit
électivement les cellules épithéliales et respecte les formations
conjonctives : elle détruit les premières, sans distinction de
forme et d'activité. La démarcation entre la partie atteinte et

la partie épargnée est nette. Les cellules épithéliales de la partie épargnée, non seulement ne présentent aucune altération, mais ne sont nullement influencées dans leur évolution et dans leur pouvoir de reproduction. » Mauté, au contraire, admet que l'étincelle produit une action très intense sur le tissu conjonctif.

Donc, l'action destructive de la fulguration est purement locale (Fredet) et se rapproche, à ce point de vue, de celle produite par un caustique. Lucas-Championnière a déjà fait remarquer que ces phénomènes de cicatrisation singulière sous une surface cancéreuse détruite, laissant des surfaces sur lesquelles le cancer n'a pas de tendance à se développer, avec un système lymphatique qui parait, au moins pour longtemps, rebelle au cancer, ne sont pas sans analogie avec ceux observés après les traitements par le caustique, et, plus particulièrement, le caustique arsenical. Il semble, en effet, que, bien que les effets locaux des caustiques soient différents, leur action destructive et excitatrice du tissu nouveau doive être à peu près la même.

D'ailleurs, il faut noter que les étincelles de haute fréquence ne font que « sidérer » les cellules cancéreuses, sans les détruire : c'est ainsi que Czerny a obtenu de nouvelles proliférations cancéreuses, en inoculant à des souris des parcelles de cancer soumis, à plusieurs reprises, à la fulguration. Dans la cachexie avancée, les étincelles, par une sorte d'action incomplète, amènent comme un réveil dans l'activité des cellules néoplasiques, laquelle aboutit, en fin de compte, à l'aggravation de l'état cachectique et précipite la terminaison fatale.

Mais ce fait ne doit pas nous permettre de généraliser. Il est indéniable que, quelque soit le traitement employé, celui-ci doit être suspendu, dès que le malade est arrivé à la période de cachexie.

Inconvénients et Dangers. — D'une façon générale, l'action de la fulguration est bien supportée. Cependant, certaines précautions particulières sont à prendre, lorsqu'on opère dans certaines régions. C'est ainsi que la fulguration du phrénique et du pneumogastrique doit être complètement abandonnée, sous peine d'accidents mortels : elle peut, en tout cas, provoquer des troubles cardiaques graves et de Keating-Hart estime qu'il vaut mieux le reséquer que le fulgurer.

De même sur le thorax privé de la couche musculaire qui le recouvre, la longue étincelle produit des variations importantes du rythme respiratoire, et secondairement, du rythme et de la tension cardiaque qu'il faut surveiller attentivement.

Résultats. — Dans leur article « *Chirurgie du Cancer et Fulguration* », publié dans les Archives Provinciales de Chirurgie, en septembre 1908, de Keating-Hart et Juge ont sérié leurs malades en plusieurs catégories et voici les résultats obtenus :

Sur 39 cas cités, on constate :

A. — Cas inopérables par la chirurgie pure et incurables par tout autre moyen, traités par la fulguration et actuellement en vie et cicatrisés (avec ou sans retouche).

Ces cas comprennent : un cancer des téguments du crâne, deux de la face, deux de la muqueuse buccale, trois du sein, deux du rectum, un de la vulve. L'ancienneté de la guérison apparente va de cinq à vingt-neuf mois, soit une moyenne de quinze mois.

B. — Cas à la rigueur opérables par la chirurgie pure, mais avec grands délabrements. Traités par la méthode, actuellement en vie et cicatrisés.

Ils comprennent : trois cancers de la face, un des lèvres, un du maxillaire supérieur, deux du sein. L'ancienneté de la guérison apparente va de quatre à dix-huit mois, soit une moyenne de dix mois.

C. — Cas opérables normalement. Traités par la méthode, actuellement en vie et cicatrisés.

Ils comprennent : un cancer de la face, un de la langue, deux des lèvres, un du sein, deux de l'utérus et du vagin. L'ancienneté de la guérison apparente va de trois à onze mois, soit une moyenne de six mois.

D. — Cas inopérables et soulagés.

Ils comprennent : un cancer de la face et un du maxillaire supérieur, avec intervention ancienne de douze et dix mois.

E. — Echecs. Deux cancers de la langue, un de l'oreille et du crâne, deux de l'utérus.

F. — Six cas de cancéreux morts d'affections intercurrentes.

Desplats, au Congrès pour l'Avancement des Sciences, tenu à Clermont (août 1908), a obtenu, sur dix-huit cas, sept échecs immédiats et onze succès. Sur ces onze succès, quatre récidives sont apparues au bout de quelques mois : mais ces récidives étaient toutes à forme torpide et locale, et deux sur quatre ont pu être fulgurées de nouveau avec succès, ces lésions nouvelles étant moins graves que les premières : ce qui donnerait une proportion de 66 % de résultats immédiats et de 50 %, après des périodes variant entre huit et quatorze mois.

Par contre, d'autres auteurs ne croient pas à l'efficacité de la méthode. C'est ainsi que Czerny a soumis au traitement 35 cancéreux, sur lesquels 3 seulement auraient pu être opérés : tous les trois présentent l'apparence de la guérison. Chez les autres, on a vu les ulcérations se nettoyer, les douleurs et les hémorragies disparaître : mais ce succès n'a été que temporaire. En dehors de quelques épithéliomas térébrants d'origine cutanée, les résultats annoncés par lui sont, ou des échecs, ou des succès trop récents pour avoir quelque valeur démonstrative.

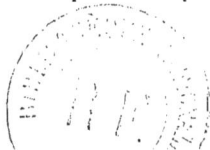

Schultz (de Hambourg) va même plus loin et croit devoir conclure à la négation des effets curatifs de l'étincelle dans le traitement du cancer, avec douze échecs sur douze cas publiés.

Le Professeur Segond a obtenu, par la fulguration, les résultats suivants :

2 cancéreux morts en quelques jours : mais, ajoute-t-il, en raison de leur état, on n'eût pas dû les opérer.

2 autres malades atteints, l'un de cancer du rectum haut placé, l'autre de cancer du cou, ont succombé également au bout de quelques heures ; le premier, en particulier, au milieu de violentes douleurs. Dans ce dernier cas, il faut noter que le pneumogastrique avait été fulguré.

Un premier groupe de malades comprend les cas où la fulguration est demeurée impuissante à enrayer le mal pour un temps notable. Au bout d'une certaine période d'amélioration, la récidive n'a pas tardé à se produire, suivie de mort rapide.

Le deuxième groupe renferme les cas dans lesquels la fulguration n'a point empêché les récidives, mais a amélioré, de façon notable, l'état général.

« En résumé, dit le Professeur Segond, la fulguration ne produit point de guérison *réelle* de cancers, à l'exception de malades atteints de ces épithéliomes cutanés qui guérissent radicalement par l'emploi des seuls caustiques : mais elle est remarquable par son caractère hémostatique et son admirable puissance de cicatrisation.

« Ces qualités spéciales de la fulguration permettent d'en préciser les indications.

« Elle doit être rejetée dans la majorité des cancers avec généralisation.

« On ne doit également pas y recourir dans les cas de cancers opérables qui restent justiciables de la seule chirurgie. Seuls, les cancers inopérables doivent être, faute de savoir faire mieux, traités par la fulguration. »

Fredet a admirablement précisé les cas relevant de la méthode. « Pour les cas opérables, dit-il, c'est-à-dire ceux où l'on peut chirurgicalement enlever le cancer en masse, avec ses prolongements, en dépassant sûrement les limites du mal, la fulguration n'ajoute rien à l'efficacité de l'exérèse. Dans un cancer du sein au début, par exemple, si l'opérateur, après avoir isolé le paquet vasculo-nerveux de l'aisselle, extirpe en un seul bloc, sein, faisceau thoracique du grand pectoral, petit pectoral, ganglions et graisse axillaires, jusqu'aux muscles mis à nu, l'intervention donne à la malade le maximum de chances. La guérison opératoire est rapide, sans incidents et le résultat fonctionnel doit être bon. Fulgurer la plaie équivaudrait à enlever quelques millimètres de tissus en plus, mais empêcherait la réunion par première intention, ce qui allongerait, sans profit réel, la durée du traitement.

« Il n'en est pas de même pour les cas médiocres, dans lesquels l'opérateur n'est pas certain de pouvoir extirper la tumeur en totalité, sans la morceler, sans ouvrir les lymphatiques ou sans laisser quelques ganglions malades et pour les cas franchement mauvais où le chirurgien a conscience qu'il lui sera impossible d'enlever le cancer en totalité. Devant ces cas médiocres ou mauvais, il parait légitime de renforcer l'acte opératoire par la fulguration. Dans l'état de nos connaissances, il n'est pas interdit d'espérer que la réaction conjonctive, provoquée par l'étincellage, arrêtera, pour un temps au moins, la récidive fatale. L'important est de savoir si les inconvénients et les dangers de la fulguration équivalent au bénéfice éventuel. Par conséquent, tous ne sont pas également justiciables de la fulguration et les chances de réussite varient avec la localisation du cancer. Les cancers externes — cancers du sein, de la face, etc., — s'offrent, pour ainsi dire, à l'électrode. Les difficultés d'accès sur les cancers viscéraux ne doivent cependant pas être considérées comme un obstacle infranchissable. On annonce des résultats très satisfaisants dans le traitement du cancer du rectum. Marion a montré récemment à la Société de Chirurgie, un cas remarquable de cancer inopérable de la vessie : il a pratiqué une cystostomie temporaire, grâce à laquelle de Keating-Hart a fulguré le cancer et obtenu une cicatrisation parfaite de la muqueuse vésicale. On a essayé également d'attaquer le cancer utérin par voie vaginale et même par voie abdominale, après extirpation, mais les résultats ne sont pas brillants.

*
* *

Quelles conclusions pouvons-nous déduire de l'ensemble des faits qui précèdent ?

Tout d'abord, il semblerait aujourd'hui, que, grâce à la radiumthérapie, d'une part, à la fulguration, de l'autre, la thérapeutique des affections cancéreuses soit entrée dans une nouvelle voie promettant d'être féconde en résultats. La radiothérapie, elle aussi, nous avait laissés entrevoir, un moment, la possibilité des guérisons. On sait ce qu'il en est advenu et combien peu elle a tenu ce qu'elle nous avait promis. Les deux dernières méthodes sont trop récentes encore, le nombre des cas traités insuffisant et il leur manque la sanction du temps. Il ne faut donc pas dire que l'une ou l'autre guérisse le cancer, dans le sens strict du mot.

D'après les résultats obtenus et jusqu'à preuve du contraire, nous sommes en droit de les considérer comme des traitements palliatifs, de choix si l'on veut, mais simplement palliatifs ; c'est dans ce groupe qu'on doit les ranger. Ce ne sont point, en effet, des traitements réels du cancer, mais des traitements locaux. Et il en sera vraisemblablement ainsi jusqu'au jour où l'on ne se bornera plus à traiter la tumeur cancéreuse en elle-même, mais où l'on voudra bien ne la considérer que comme l'expression symptomatique d'un trouble général.

Voilà pourquoi les agents physiques, si merveilleux dans le traitement d'a fections diverses, peuvent, jusqu'à un certain point, venir au secours de l'organisme cancéreux, aider à la fonte d'un certain nombre de cellules néoplasiques, enserrer les autres dans un tissu de fibrose. Mais ils ne peuvent pas par eux-mêmes, empêcher l'effraction de leur assise connective, par les proliférations épithéliales désordonnées et l'envahissement du tissu conjonctivo-vasculaire, par les colonies épithéliales, qui en est la conséquence. Encore une fois, ils ne se sont nullement adressés à la cause, à ce « primum movens » inconnu, qui a amené cette dislocation dans l'architecture des masses cellulaires, mais ils ont pu, un moment, en supprimer les effets.

D'ailleurs, il faut dire que, quelque soit le mode de traitement employé contre le cancer, la façon dont réagit l'organisme vis-à-vis de l'infection épithéliale est unique. Le processus de guérison, toujours le même, consiste dans la sclérose conjonctive et la cellule néoplasique se trouve, par suite, serrée, étouffée, en quelque sorte, par le tissu de sclérose.

Ce fait est d'une constance telle que l'on pourrait l'ériger en loi.

Aussi m'associerai-je pleinement aux conclusions que Fredet a tirées, dans son article paru dans la « Presse Médicale » et que j'ai précédemment cité. « Pour le moment, le meilleur traitement du cancer reste l'extirpation large et précoce. Un diagnostic hâtif, pas d'atermoiements et pas de demi-mesures ; telle est la formule à retenir, jusqu'à ce que la médecine ait trouvé le sérum ou le médicament curateur, que nous appelons de tous nos vœux. »

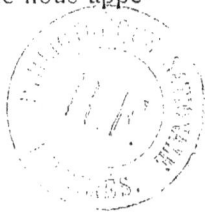

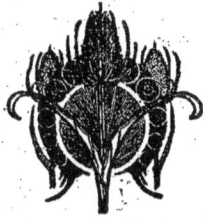